NOTE

SUR LA

FIÈVRE JAUNE

A SAINT-NAZAIRE

PAR

M. AUG. CHÉROT,

Ancien élève de l'Ecole Polytechnique, ancien membre du Conseil municipal
et ancien premier adjoint au Maire de Nantes, ex-président de la Commission
pour l'assainissement des logements insalubres à Nantes , etc.

PARIS

DENTU, ÉDITEUR, GALERIE D'ORLÉANS.

Octobre 1861.

LA

FIÈVRE JAUNE

A SAINT-NAZAIRE.

La fièvre jaune vient de faire, à Saint-Nazaire, une apparition en dehors de toutes les prévisions. 21 victimes ont été emportées en quelques jours. Des craintes bien naturelles ont agité l'opinion publique, et se sont propagées au dehors avec l'exagération inévitable. Le gouvernement s'est empressé de prendre des mesures sanitaires énergiques contre le développement du fléau. A l'étranger, l'Espagne et le Portugal ont déclaré Saint-Nazaire port infecté, et assujéti ses provenances à des quarantaines rigoureuses.

Ces mesures ont ému d'autant plus vivement le Commerce, que, depuis un quart de siècle, le système des quarantaines paraissait relégué au nombre des institutions surannées, incompatibles désormais avec une activité et une rapidité des rapports commerciaux qui vont chaque jour progressant. Aussi, dès ce jour, l'opinion s'agite-t-elle autour des questions suivantes :

L'invasion de la fièvre jaune à Saint-Nazaire pouvait-elle être évitée ?

S'y est-elle manifestée avec les caractères de contagion ou d'infection ?

Le rétablissement du système des quarantaines doit-il en être une conséquence nécessaire ?

C'est que l'historique de l'apparition et du développement de la maladie paraît apporter des éléments intéressants à l'étude de ces trois questions.

Le 25 juillet 1861, le navire *Anne-Marie*, venant de la Havane, avec un chargement de 2,000 caisses de sucre, se présentait aux portes du bassin avec une patente de santé brute.

Le bruit se répandit immédiatement qu'il avait perdu deux hommes de son équipage, morts de la fièvre jaune vers les Açores, que deux autres étaient convalescents, que le capitaine était malade.....

L'agent sanitaire s'empressa d'appeler le médecin de la santé. Celui-ci est, en même temps,

Maire de Saint-Nazaire et président de la Commission sanitaire.

Le capitaine affirme énergiquement qu'il a dit toute la vérité sur la mort de ses hommes, sur la maladie des autres, sur la sienne propre.

Le médecin sanitaire, à la suite de sa visite, délivra un bulletin de fièvres intermittentes avec un caractère pernicieux. Il ne crut pas devoir convoquer la Commission sanitaire, et les cas de mort remontant d'ailleurs à plus de dix jours, en qualité de Maire et de président de cette Commission, il autorisa la libre pratique.

Le navire entra dans le bassin. L'équipage fut mis à terre et congédié immédiatement. Les formalités de douanes furent accomplies le 26, et, le 27 juillet, le déchargement commençait sous la surveillance du second.

Aussitôt les panneaux du navire ouverts, la fièvre jaune atteint ses victimes. La maladie n'était ni dans le poste, ni dans les effets de l'équipage ; ses germes étaient renfermés dans la cale. Tous ceux qui ont travaillé dans l'intérieur du navire ont été généralement frappés ; la plupart sont morts. Bien plus, l'air infecté sortant du navire par les panneaux a frappé quelques hommes des équipages de navires amarrés *sous le vent* et proche l'*Anne-Marie,* et ces hommes sont morts. Pas une atteinte n'a eu lieu sur les hommes des navires amarrés *au vent* du navire infecté. Aucun des hommes de l'équipage de ce dernier n'a été malade depuis le débarquement.

La cale de l'*Anne-Marie* était donc le véritable, le seul foyer d'infection.

L'air chargé de miasmes délétères a agi avec une énergie foudroyante. Le *Chastan*, petit remorqueur de l'usine d'Indret, monté de cinq hommes d'équipage, tous gens vigoureux et de bonne santé, a été amarré le long du bord et sous le vent de l'*Anne-Marie*, pendant les quarante-huit heures qui ont suivi l'ouverture des panneaux. Trois d'entre eux sont montés à bord du navire et sont descendus dans l'intérieur pour visiter l'arrimage. Repartis le 29 juillet pour Indret, tous les cinq y sont morts de la fièvre jaune, et la première victime succombait le 2 août.

Le déchargement du navire a duré du 27 juillet au 4 août. Le 5, le second du navire succombait à Saint-Nazaire de la terrible maladie ; puis une série de victimes, dont l'une a particulièrement ému l'opinion publique : M. Chaillon, médecin à Montoir, était emporté par la fièvre jaune, après avoir donné des soins à trois travailleurs qui avaient respiré l'infection à bord de l'*Anne-Marie* et étaient venus mourir chez eux, dans sa commune. Il tombait au champ d'honneur. Aussi les populations ont-elles appris avec reconnaissance que l'Empereur vient d'accorder à sa veuve une pension de 1,200 fr. sur sa cassette particulière.

Deux hommes de l'équipage du *Cormoran*, un de celui du *Paquebot de Lorient*, qui étaient amarrés sous le vent, sont morts à Lorient.

Le total des victimes de l'*Anne-Marie* a été de vingt ; la dernière succombait le 12 août. C'était un jeune homme, neveu de l'un des hommes du *Chastan*, qui avait mangé et couché à bord de ce remorqueur, mais n'avait pas visité le navire infecté.

De si terribles coups avaient violemment agité l'opinion. Dès l'origine, il n'existait plus de doute sur le fait de la fièvre jaune à bord, d'après les dires des hommes de l'équipage débarqué. On réclamait énergiquement des mesures. Le 5 août, le Maire réunit enfin la Commission sanitaire, qui prescrivit l'éloignement du quai du navire qui répandait la mort ; puis on décida sa sortie du bassin, qui eut lieu le 8 août.

Sur ces entrefaites, le gouvernement, justement ému, envoyait à Saint-Nazaire M. le docteur Mellier, inspecteur général des services sanitaires. Des mesures vigoureuses furent immédiatement appliquées par M. Mellier.

L'*Anne-Marie* fut coulée, de manière à être

lavée deux fois par jour par le flot de la marée montante. Après huit jours de submersion, ce navire a été désinfecté par des lavages réitérés au chlorure de chaux et au sulfate de fer, accompagnés de grattages minutieux.

Un lazaret et un poste d'observation ont été établis sur deux navires - hôpital envoyés de Lorient.

Les navires arrivant de la Havane ont été tenus de décharger en grande rade, sous la surveillance de gardes de santé, et conformément à une instruction réglementaire prescrivant des précautions et des mesures de désinfection successives dans l'opération du déchargement, qui paraissent avoir atteint complétement le but.

Plusieurs navires pouvaient être suspectés, à juste titre, d'apporter des causes d'infection analogues à celles de l'*Anne-Marie*, puisque des hommes de leur équipage, arrivés malades à Saint Nazaire, sont morts de la fièvre jaune au lazaret. Or, un seul des hommes employés à ces déchargements a été atteint de la fièvre jaune et a succombé. Malgré la défense rigoureuse de coucher à bord des navires en cours de déchargement, cet homme eut l'imprudence de passer une nuit dans la cale de l'un d'eux, et a payé de sa vie cette imprudence. Sa mort peut permettre de conclure que les mesures sanitaires imposées par M. le docteur Mellier ont pu sauver beaucoup d'existences.

Aujourd'hui, toute cette triste histoire est du passé ; mais il faut l'envisager résolument, l'étudier pour sauvegarder l'avenir d'un second chapitre de ces malheurs, et concilier, comme cela doit être possible en s'appuyant sur les progrès et la science, les mesures à prendre dans l'intérêt de la conservation de la vie des citoyens avec les nécessités et les exigences commerciales de notre temps.

I.

L'invasion de la fièvre jaune pouvait-elle être évitée ?

Quand de pareilles calamités s'abattent sur les populations, celles-ci s'irritent, s'exaspèrent, et n'hésitent pas à infliger des responsabilités souvent irréfléchies. Il n'est donc pas étonnant qu'il n'y ait eu qu'un cri à Saint-Nazaire pour l'affirmative, cri dont la vivacité s'inspirait du désespoir des familles des victimes et de l'inquiétude de la population.

Pourquoi, dit-on, n'a-t-on reconnu que des symptômes de fièvres intermittentes pernicieuses dans les déclarations du capitaine, la des-

cription du traitement, alors que la patente de
santé du navire était brute, que toutes les pré-
somptions étaient pour la fièvre jaune, que celle-ci
était déjà l'objet de la préoccupation publique ?

Pourquoi la Commission sanitaire n'a-t-elle pas
été réunie immédiatement, au lieu de l'être si tar-
divement que les malheurs étaient pour ainsi dire
consommés ?

Pourquoi, au milieu de l'alarme générale, le fait
de fièvres intermittentes, avec déjections noires, et
la négation de la fièvre jaune ont-ils été si obstiné-
ment maintenus, que des *communiqués*, basés sur
des rapports officiels, étaient encore envoyés aux
journaux de Nantes des 7 et 9 août, pour en
contester l'existence ?

Pourquoi a-t-on décliné si longtemps la nécessité de mesures à prendre dont l'invitation sur-
gissait de toutes parts ?

Si la triple responsabilité de médecin sanitaire,
de maire et de président de la Commission sanitaire, au lieu d'être concentrée dans une seule
personne, eût été divisée, n'est-il pas probable
que le diagnostic du premier, qui ne connaissait
pas la fièvre jaune, eût été mis en doute ; que la
Commission sanitaire eût été réunie ; qu'elle eût
prescrit des mesures ; que les heureux résultats
obtenus par M. l'inspecteur-général Mellier sur les

autres navires eussent pu être obtenus à l'égard de l'*Anne-Marie*, et Saint-Nazaire du fléau?

Si l'amertume, l'exaltation même de ces récriminations s'expliquent d'elles-mêmes, et s'il est difficile de se dissimuler — à moins qu'elles ne s'appuient sur des faits erronés — qu'il a·été encouru, dans ces tristes circonstances, une responsabilité regrettable et qui s'explique peu devant l'opinion, on doit reconnaître aussi que la conclusion à laquelle arrive la douleur publique n'est ni rigoureusement logique, ni absolument nécessaire.

Assurément, si les mesures sanitaires appliquées au déchargement des navires en rade l'eussent été à l'*Anne-Marie*, il y aurait vraisemblablement 21 Français de plus.

Mais peut-on affirmer, après coup, qu'elles l'eussent été? Sans doute, la Commission sanitaire, qui malheureusement n'a pas été réunie, aurait pu en avoir l'idée et les prescrire; mais il est possible aussi que, s'inspirant du passé, elle se fût bornée à une quarantaine d'observation.

Or, qui pourrait dire, d'après la manière dont la maladie s'est développée, que l'infection de la cale ne se serait pas aussi fatalement révélée après une quarantaine d'observation de trois à sept jours?

Il n'est donc pas juste de conclure, d'une manière

absolue, que l'invasion de la fièvre jaune à Saint-Nazaire pouvait être évitée ; mais la conclusion à laquelle on est fondé à arriver, c'est que les enseignements qui viennent de coûter si cher doivent révéler les moyens de s'en prémunir à l'avenir:

II.

La fièvre jaune s'est-elle manifestée, à Saint-Nazaire, avec les caractères de maladie contagieuse ou seulement infectieuse ?

La solution de cette question si grave et si difficile appartient à une toute autre compétence que celle de simples observateurs ; mais elle préoccupe vivement les esprits, à raison de ses conséquences.

La fièvre jaune a-t-elle été contagieuse à Saint-Nazaire ? A-t-elle présenté les doubles caractères de la contagion et de l'infection, ou bien seulement ces derniers ? Il n'est pas besoin de dire combien ces opinions sont vivement agitées et controversées. Chacune d'elles s'appuie sur des faits plus ou moins concluants. Les principaux, qui paraissent acquis, sauf le contrôle d'une enquête rigoureuse, sont les suivants :

Les hommes de l'équipage n'ont présenté aucun cas après le débarquement.

Les hommes employés au déchargement et morts de la fièvre jaune ont respiré le mal dans l'air de la cale.

Le second, resté à bord pour diriger le déchargement, et non malade avant l'ouverture des panneaux, est mort de la fièvre jaune.

L'air infecté, en s'échappant du navire, a porté la maladie dans un certain rayon et dans la direction du vent. Les deux hommes de l'équipage du *Cormoran* et celui du *Paquebot de Lorient*, qui ont succombé, ont été frappés par cette expansion de l'atmosphère infectée. A une plus grande distance, le mélange de l'air pur aux miasmes charriés par le vent a détruit le caractère léthifère. Ces distances ont été rigoureusement observées.

Parmi les cas de mort qui n'ont pu être expliqués par cette inspiration directe de l'atmosphère empoisonnée figurent :

Un cordonnier, mort à son domicile, ayant affirmé jusqu'à la dernière heure n'avoir pas visité le navire et ne s'en être pas approché ;

Un tailleur de pierres, employé par les ponts-et-chaussées, qui travaillait sur les quais, en dehors de la sphère d'action reconnue de l'atmosphère infectée ;

Enfin, le médecin de Montoir, qui n'est pas venu à Saint-Nazaire, mais a seulement soigné, dans sa commune, plusieurs travailleurs infectés qui ont succombé. C'est ici que le problème se pose dans ses termes les plus redoutables. Y a-t-il eu contagion ou simplement foyer d'infection créé par les malades ?

III.

Le rétablissement du système des quarantaines doit-il être la conséquence des faits qui viennent de se produire à Saint-Nazaire?

Posée dans ces termes, cette question préoccupe et alarme vivement le commerce ; il semblait acquis que ce régime avait fait son temps.

Deux graves intérêts se trouvent ici en présence. Le premier et le plus élevé, sans doute, est celui de la conservation de la vie des populations. C'est celui qui domine naturellement l'action du gouvernement.

Le second est celui de mettre le système des mesures préservatives en harmonie avec les exigences légitimes des conditions où se meut de nos jours le mouvement commercial, conditions qui sont : économie de plus en plus stricte dans les frais accessoires, célérité dans les opérations et rapidité dans les transports. Le temps, c'est de plus en plus de l'argent.

Or, les préjudices apportés aux opérations commerciales par suite des circonstances de Saint-Nazaire et des mesures sanitaires qui en ont·été la conséquence rigoureuse, ont été nombreux et de diverses sortes.

Le rétablissement du régime des quarantaines dans le port de l'Océan, qui en étaient affranchis depuis longtemps, a été l'un des premiers actes du gouvernement. L'obligation d'opérer les déchargements en rade, les pertes de temps occasionnées par la nécessité de les faire conformément aux dispositions réglementaires prescrites par le Ministre du Commerce, les dépenses extraordinaires résultant de l'application de ces mesures, de la haute paie des travailleurs, du mode de transport imposé, des prescriptions pour la purification des marchandises et l'assainissement du navire, ne laissent pas que de peser assez lourdement sur l'opération commerciale.

D'autres conséquences plus graves ont atteint la navigation.

L'Espagne et le Portugal — payés peut-être par la nature de leur climat pour avoir peur de la fièvre jaune — ont déclaré Saint-Nazaire port infecté, et Nantes port suspect. Toutes leurs provenances, navires, passagers, marchandises, y ont été soumis à des quarantaines d'observation, puis à des quarantaines et à des pratiques de désinfection vieilles de plusieurs siècles. Les paquebots à vapeur de Saint-Nazaire à Lisbonne, Cadix et Malaga, ont dû rapporter à Saint-Nazaire des chargements de marchandises plutôt que de les soumettre à des procédés de purification équivalant, pour beaucoup d'elles, a une détérioration complète. Des voyageurs revenus en France, sans avoir pu débarquer à Lisbonne, font du régime de ces lazarets des tableaux que l'imagination se refuse à croire et qui ne paraissent que trop réels.

Evidemment il y a lieu de porter le progrès moderne dans toutes les mesures à prendre. La vie des citoyens est sacrée pour l'Etat, et chacun doit s'incliner devant le gouvernement de l'Empereur, quand il remplit énergiquement le devoir qu'il a contracté envers la société à cet égard. Des nécessités nouvelles auxquelles, il faut le dire, on ne croyait presque plus, viennent de se révéler à Saint-Nazaire. Le problème d'y faire face avec le respect légitime de tous les intérêts n'est pas insoluble. Qu'il soit étudié sérieusement, personne ne peut en douter.

M. l'inspecteur général Mellier a proposé l'établissement d'un lazaret à Mindin, séparé de Saint-Nazaire par un bras de mer de près de 4 kilomètres. Cette mesure et le choix de l'emplace-

ment paraissent sérieusement désirables. L'absence
d'un lazaret s'est fait cruellement regretter à
Saint-Nazaire, au moment où la fièvre jaune a
éclaté. Les relations de Saint-Nazaire avec les
Antilles françaises et espagnoles sont appelées à
un grand développement. Il faut être en mesure,
pour que les faits d'aujourd'hui ne puissent pas se
renouveler à la prochaine campagne. La création
d'un lazaret à Mindin, avec des dispositions
sanitaires exemptes d'exagération, mais efficaces,
appliquées avec mesure et discernement par une
Agence et une Commission sanitaires fortement
constituées, aurait ce premier et considérable
résultat :

En tout temps, et quelles que fussent les conditions
sanitaires des navires importateurs, les navires en
partance de Saint-Nazaire pourraient et devraient
recevoir des patentes de santé nettes. C'est la
première satisfaction que réclame le commerce ;
c'est la plus importante au point de vue général de
nos relations commerciales par mer.

Les faits de l'*Anne-Marie* peuvent être considérés
comme ayant démontré l'inefficacité de quarantaines d'observation relativement au navire et à la
marchandise. Il n'est guère permis de douter
qu'après une simple observation, plus ou moins
longue en rade, l'infection de la cale n'eût fait

également ses victimes pendant l'opération du déchargement dans le bassin. Ne paraîtrait-il pas naturel de renoncer à cette perte de temps et de procéder sans retard au déchargement, avec les précautions nécessaires pour les navires suspects?

Les cas de mort de la fièvre jaune à Saint-Nazaire révèlent, à peu près sans exception, une incubation très-courte de la maladie, et conséquemment la possibilité de ne soumettre les équipages qu'à des quarantaines d'observation peu prolongées.

Quant aux mesures sanitaires à prendre pour l'opération du déchargement, qu'elles soient efficaces, énergiques même, mais le plus économiques possible en temps et en argent. Au point où est arrivée la chimie moderne, c'est une question qu'il suffit d'indiquer.

Prévenir vaut mieux que guérir, dit-on. Eclairés par ce fait que l'air renfermé dans la coque de l'*Anne-Marie* a pu servir de véhicule à la fièvre jaune, ne serait-il pas possible de prescrire aux navires nationaux allant charger dans les pays où règne cette terrible maladie, et ne serait-il pas de leur intérêt d'adopter certaines mesures de désinfection préventives? Avec une ventilation intelligente et des agents aussi énergiques que le chlorure de chaux et le sulfate de fer pour décomposer et absorber les miasmes, serait-il donc, non pas impossible, mais simplement difficile de prévenir ou de détruire à sa naissance, dans les flancs des navires, une infection comme celle qui vient de jeter le deuil dans Saint-Nazaire et la perturbation dans nos opérations commerciales ?

Longtemps, le choléra a été considéré impossible dans nos climats : le temps a parlé. La même conviction était faite pour la fièvre jaune : celle-ci vient de dire son premier mot avec des phénomènes inattendus. La science est à la hauteur de prévenir le second. Nous le croyons du moins.

Saint-Nazaire, 20 septembre 1861.

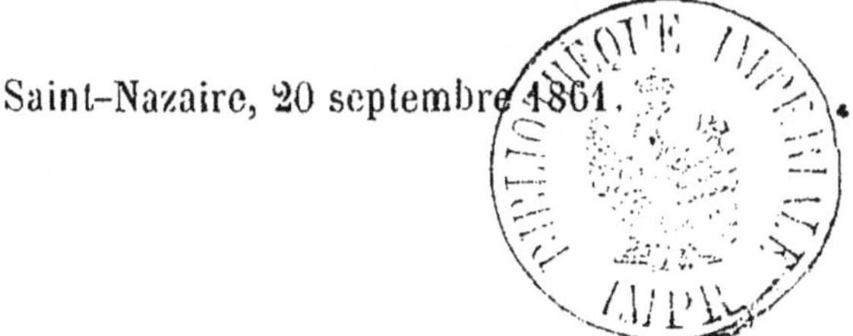

Nantes, imp. MERSON.